Véronique SORRENTINO

Réfléchir pour Mieux vivre

Réflexions pour une remise en question

Table des matières

Pourquoi ce livre ?

Ce livre est une invitation à réfléchir pour mieux vivre. Il offre une synthèse centrée sur le travail personnel et propose des conseils simples et concrets pour mieux se comprendre.

À travers différentes pistes de réflexions, il vous aide à analyser vos expériences, à identifier les sources de vos désagréments, de vos tourments et de tout ce qui freine votre épanouissement.

Page après page, il éclaire les origines des blocages intérieurs. Les résistances souvent inconscientes qui empêchent d'accéder à une vie plus heureuse et harmonieuse.

Cette approche, à la fois claire et personnelle guide vos pas pour vivre une existence plus consciente et pleine de sens.

Pour commencer, une phase d'observation de soi, un bilan s'avère essentielle. Elle consiste à répondre à des questions ciblées qui révèlent peu à peu ce qui vous bloque. Cette démarche psychologique ne cherche pas à plaire ni à rassurer mais à encourager l'authenticité et la sincérité de vous-même. C'est seulement dans cette vérité intérieure que commence la remise en question.

CONNAISSANCE DE SOI

La connaissance de soi est un chemin intérieur. Une exploration consciente par laquelle chacun apprend à se découvrir, à se comprendre et à s'accepter pleinement. Elle représente le savoir que l'on acquiert sur soi-même dans sa psychologie et sa spiritualité tout au long de l'existence.

Apprendre à se connaître en profondeur est la voie la plus simple et la plus directe pour accéder à l'essentiel. Tout commence là, dans cette compréhension intime de qui nous sommes réellement.

Cette démarche ouvre la porte à des changements profonds pour :

- Améliorer sa relation avec les autres.

- Trouver la paix en soi-même.

- Donner du sens à ses actions et à ses projets.

- Accéder à la guérison intérieure.

- Renforcer la confiance en soi.

- Et, peu à peu, se rapprocher du bonheur.

Se connaître, c'est entrer dans un dialogue sincère avec soi-même. C'est reconnaître ses forces comme ses fragilités. C'est accueillir ses sentiments, écouter son intuition et se relier à ce qui, en soi demeure vivant.

La connaissance de soi ouvre la voie à une transformation réelle. Elle permet de comprendre que, si vous le décidez, vous pouvez changer ce qui ne vous convient plus et vous libérer de difficultés qui freinent votre épanouissement, qu'il s'agisse d'un état angoisse, de déprime ou de troubles du sommeil.

La connaissance de soi révèle aussi que le plus grand obstacle au changement est souvent le refus, conscient ou non de changer. Tant que l'on résiste au mouvement intérieur, la vie semble se figée. Dès que l'on accepte de se regarder avec sincérité et amour, les résistances s'apaisent et un nouvel espace de liberté s'ouvre.

Reconnaître ses besoins profonds, ses désirs et ses aspirations permet de partir de cette base intérieure pour créer une vie plus conforme à ses aspirations.

Mais qui pense réellement se connaître ? Tant qu'une personne ne s'ouvre pas à l'observation, la réflexion et la compréhension de ses modes de fonctionnements, elle demeure en partie loin ou étrangère à elle-même.

Notre manière de percevoir les événements, de les interpréter et d'y réagir détermine notre réalité. Elle nous rend soit libre, soit soumis aux circonstances ; soit éveillé, soit inconscient de la nature des choses ; soit heureux, soit malheureux.

La façon dont vous voyez le monde influence directement vos états d'être. Plus votre regard s'élargit, plus vous gagnez en lucidité, en paix intérieure et en autonomie. Vous apprenez à reconnaître les schémas qui se répètent dans votre existence : *vos relations amoureuses, votre vie familiale, votre travail, votre situation financière et votre confiance.*

Tout devient alors matière à compréhension et à ajustement. Connaître son monde intérieur, c'est reprendre progressivement les rênes de sa vie.

Proposition de réflexion

Prenez un moment pour observer ce qui, aujourd'hui, vous définit le plus. Est-ce votre histoire, vos pensées, vos émotions… ou la conscience que vous en avez ?

MA VIE ACTUELLE

Cochez la case qui correspond le mieux à votre observation de vie.

	Mauvais	Pas terrible	Moyen	Bon	Très bon
Le respect de moi-même ?					
L'acceptation de mes responsabilités ?					
Le rapport à mon corps physique ?					
L'estime de moi-même ?					
Ma vie matérielle ?					
Ma vie financière ?					
Ma santé ?					
Ma propre expression ?					
Mon couple ?					

	Mauvais	Pas terrible	Moyen	Bon	Très bon
L'amour de ma famille ?					
Mes amis ?					
Mes loisirs ?					
Mon sentiment de liberté ?					
La confiance en moi ?					
La confiance aux autres ?					
Mon courage ?					
Ma joie de vivre ?					
Ma persévérance ?					
Ma réflexion avant toute action ?					
La maîtrise de mes émotions ?					
La charge mentale ?					
Ma tolérance ?					

	Mauvais	Pas terrible	Moyen	Bon	Très bon
Ma paix intérieure ?					
Mon voisinage ?					
Ma satisfaction professionnelle ?					
La coordination de mes pensées, paroles, avec celle de mes actes ?					
Ma nourriture équilibrée ?					
Mon enthousiasme face à la vie ?					
Ma patience ?					
Ma spiritualité ?					
Ma facilité d'adaptation aux situations ?					
Mon contact avec la nature ?					
Ma faculté à lâcher-prise ?					
Ma foi ?					
Mon choix de vie ?					

Si la majorité des croix se trouvent dans les trois premières colonnes, il serait bien d'envisager un travail personnel de découverte de soi pour redécouvrir une vie riche de sens et de joies.

Veuillez répondre aux questions suivantes :

1. Rencontrez-vous des difficultés pour lesquelles vous ne trouvez pas de solution ? Si oui, pouvez-vous les décrire plus en détail ?

    ....

    ....

    ....

2. Quels aspects de votre vie ne vous conviennent plus ? Qu'aimeriez-vous changer à ce sujet ?

    ....

    ....

    ......

3. Êtes-vous conscient de certains schémas
    de pensée ou comportements qui vous
    empêchent d'avancer ? Si oui, pouvez-
    vous les identifier ?

    ....
    ....
    ....

4. Ressentez-vous le besoin de laisser
    derrière vous votre passé et de repartir sur
    de nouvelles bases ?

    ....
    ....
    ......

5. Si vous aviez une confiance totale en vous,
    quelles actions entreprendriez-vous ?

    ....

....

....

6. Quelle est la principale raison pour
    laquelle vous ne parvenez pas à atteindre
    un état de bonheur et de sérénité
    aujourd'hui ?

    ....

    ....

    ......

7. Avez-vous déjà essayé des méthodes ou
    des activités pour atteindre le bonheur,
    sans en être entièrement satisfait(e) ? Si
    oui, lesquelles ?

    ....

    ....

    ....

8. Sur une échelle de 1 à 10, à quel point est-il urgent pour vous de résoudre vos problèmes pour atteindre un état de bonheur complet ?

....

....

....

Quel est le but de votre existence ?

La réponse à cette question réside au fond de vous. Au fil des épreuves et des aléas de la vie, notre raison d'être peut se brouiller. Pris dans la tourmente des émotions, la clarté s'obscurcit, l'élan vital diminue, les pensées se confondent et le découragement s'installe. C'est alors, qu'une crise intérieure apparaît. Elle se réalise souvent par un éloignement du monde extérieur et des autres. Le désir s'éteint peu à peu, l'intérêt pour la vie devient plus sourd, laissant la place à une baisse de motivation ou de vide intérieur.

Retrouver le sens de sa vie, c'est renouer avec sa dimension intérieure. C'est reconnaître que l'existence ne vous demande pas de vous conformer mais de vous révéler. Lorsque vos désirs et vos actions se réalignent avec ce que vous êtes profondément, l'énergie circule à nouveau, la clarté revient et le goût de vivre se réanime doucement.

La perte de sens

La perte de sens apparaît souvent quand l'estime de soi se fragilise, la volonté d'avancer s'étiole. Elle peut surgir après un échec scolaire, professionnel ou affectif et conduire à une forme d'apathie ou d'épuisement intérieur. C'est alors, que le doute s'installe en ses compétences, ses capacités et parfois même de sa valeur.

Derrière cette perte de sens se cache un appel ; celui de revenir à l'essentiel, d'écouter la voix profonde de son être et de redéfinir ce que nous souhaitons réellement vivre.

Lorsque vous ne savez plus vraiment qui vous êtes, que votre identité vacille, certaines de vos fragilités refont surface. Elles prennent le plus souvent racine dans deux sources principales :

- Une identification excessive à une personne, à un modèle ou à une situation
- Une période dépressive qui altère la perception de vous-même et du monde.

À cela peut s'ajouter le sentiment d'avoir trop donné, d'avoir consacré trop d'énergie aux autres, au travail, à la famille ou à un projet, au détriment de vos propres besoins. Ce déséquilibre laisse place au sentiment d'injustice ou au regret d'avoir perdu de vue votre propre chemin.

Redonner du sens à sa vie ne consiste pas à satisfaire tous ses désirs ni à accumuler des plaisirs matériels. Il s'agit avant tout de revenir à soi, de reprendre les rênes de son existence, de maintenir une direction intérieure claire et d'être l'acteur conscient de sa destinée.

Cependant, sortir seul d'une perte de sens est souvent difficile. Demander de l'aide, se faire accompagner par un thérapeute ou explorer son thème astral de naissance peut apporter un éclairage précieux sur sa vie et aider à retrouver la direction qui est juste pour soi.

Exercice : Redonner du sens à votre existence

Répondez avec sincérité aux questions suivantes, sans chercher de réponse idéale.

1. Aujourd'hui, qu'est-ce qui vous donne encore de l'élan ou de la joie, même discrètement ?

    ....

    ....

2. Dans quels domaines de votre vie vous sentez-vous le plus éloigné de vous-même ?

    ....

    ....

3. Qu'avez-vous mis de côté par manque de temps, de confiance ou par devoir envers les autres ?

....

....

4. Si vous écoutiez davantage votre être
    profond, qu'aimeriez-vous ajuster ou
    changer dès maintenant ?

    ....

    ....

5. Quelle direction aimeriez-vous redonner à
    votre vie par un petit pas concret ?

    ....

    ....

Cet exercice ne cherche pas des réponses
définitives. Il vous invite simplement à rétablir le
dialogue avec vous-même afin que le sens puisse
émerger à nouveau, pas à pas.

La souffrance

Nombreuses sont les personnes qui cachent leur souffrance intérieure à leur entourage, à leur famille ou à leur conjoint. ***Pourquoi la souffrance ? l'incompréhension, l'injustice ? Que faut-il faire pour en sortir ?***

La souffrance, la douleur, l'anxiété doivent être traitées avec respect. Il ne s'agit pas de leur résister, mais de faire la paix avec elles. Comprendre la source de la souffrance demande d'en pénétrer la nature ; soit par l'introspection soit avec l'aide d'un thérapeute. Le but est d'apaiser cette souffrance et surtout de se libérer du tourment qui l'entoure.

Vous ne pouvez pas effacer ce qui s'est passé dans votre histoire de vie, c'est votre réalité.

Cependant, en observant attentivement, vous découvrez que votre manière de penser et de réagir entretient la douleur. Plus vous luttez contre elle, plus elle devient pénible.

Les cellules gardent en mémoire tous les sentiments et souvenirs vécus douloureusement. Ces mémoires, constituées de tout ce qui précède l'instant présent, s'inscrivent dans le corps, créent des déséquilibres profonds et laissent des blessures durables.

La sensation que vous ressentez vous signale qu'il est nécessaire de modifier vos états intérieurs pour mettre de l'ordre et guérir. Plus vous accordez de l'importance à la souffrance, plus vous y restez attaché.

L'attachement à vos blessures du passé est à la source de la souffrance. Ces maux émotionnels doivent pacifier et dissous car ils constituent des liens invisibles mais puissants qui tire vers le bas.

C'est un privant ces liens d'énergie, en cessant de nourrir ce qui vous intoxique que vous vous libérer. Bannissez les identifications à ces expériences car vous n'êtes ni ces pensées ni ces états, vous existez au-delà de ça.

Cessez de vous révolter, ne luttez plus. Cette attitude vous invite à vous connaître davantage, à accéder aux profondeurs de vous-même afin de modifier ce qui doit l'être.

Il s'agit « *d'oublier* » certains souvenirs douloureux avec lesquels vous avez confondu votre identité.

C'est à partir de ce moment que vous pouvez vous libérer des ressentiments, des dialogues négatifs, des attentes et des blessures encore actives. Comprenez que tout cela alimente la souffrance. Détournez-vous-en pour avancer. C'est en vous affranchissant de l'hostilité de votre histoire qui vous lie encore à la haine, à la culpabilité, à la nostalgie ou aux remords que la souffrance s'apaise. C'est ainsi que vous accédez à ce que vous êtes véritablement.

En cessant de vous enfermer dans le passé à travers les « *pourquoi* » et les « *comment* », vous ouvrez votre esprit à d'autres hypothèses, à d'autres possibles et vous retrouvez une nouvelle liberté intérieure.

La réconciliation avec vous-même peut alors s'opérer pour retrouver un lien neuf avec la vie. Le but est de renouer avec la confiance, d'ouvrir votre cœur et votre esprit à une dimension de conscience initiatique et spirituelle et de favoriser une amélioration de votre santé psychique.

Auto-analyse

- Quel est aujourd'hui, l'objet de votre souffrance ?

....

....

....

- Observez le contenu de vos pensées : que dit-il ?

....

....

....

- Vos dons, vos connaissances, vos savoir-faire : comment les utilisez-vous pour ne plus avoir mal ?

....

....

....

Libérer la souffrance signifie affronter vos
ennemis intérieurs ; tel que le ressentiment, la
colère, l'erreur, avec sagesse et lucidité pour
qu'un sas de compréhension s'ouvre.

Quand vous développez la faculté à **lâcher-prise**,
vous acceptez le présent et votre valeur
personnelle ne se limite plus à un épisode délicat
de votre vie.

« Lorsque vous lâchez-prise face à ce qui est et

que vous devenez donc totalement présent :

Le passé perd tout pouvoir,

Le royaume de l'Être, qui était masqué par le

mental se révèle,

Tout d'un coup, un grand calme naît en vous,

une insondable sensation de paix,

Et au cœur de cette paix, il y a une grande joie,

Et au cœur de cette joie, il y a l'amour,

Et au cœur de tout cela, il y a le sacré,

l'incommensurable,

Ce à quoi on ne peut attribuer de nom. »

Le pouvoir du moment présent
Eckhart TOLLE

III – LA REMISE EN QUESTION

Bien souvent, dans la vie, nous avançons sans vraiment remarquer ce que nous vivons. Nous nous laissons guider par les modèles parentaux, l'éducation, les apprentissages et la société, adoptant une manière d'exister que nous n'avons pas choisie consciemment.

Suivre ces principes semble rassurant… jusqu'au jour où un événement vient tout ébranler. Alors surgissent des questions profondes : ***Qui suis-je ? Pourquoi cela m'arrive-t-il ? Comment me suis-je construit(e) ?***

Ces questions marquent souvent le début d'un nouveau chemin. Un chemin où l'on cherche à comprendre le sens de sa vie, à identifier ce qui freine le mieux-être. Peu à peu, nous réalisons que les choses ne sont pas aussi simples qu'elles paraissaient. Nous tournons notre regard vers l'intérieur, avec lucidité et sincérité, pour observer ce qui appelle une remise en question profonde.

La remise en question est un travail de conscience. Elle transforme notre manière d'être, nos opinions et nos fonctionnements. Lorsque l'insatisfaction s'installe, la vie semble perdre de sa saveur. C'est alors qu'une introspection devient nécessaire. Difficultés, découragements et tourments ne sont pas des obstacles en soi : ils sont des signaux invitant à un ajustement intérieur.

Ce travail consiste à observer ses attitudes, ses schémas récurrents, à écouter ce que nous ressentons et à observer comment nous nous exprimons. À mesure que nous portons ce regard, les peurs s'apaisent, le mental se clarifie et le cœur s'ouvre à une compréhension plus juste.

Grâce à cette attention portée à soi, il devient possible de ne plus reproduire ce qui fait souffrir et ce qui ne nous correspond plus. Chaque observation devient un pas, chaque prise de conscience, une respiration nouvelle.

La remise en question ouvre la voie à une évolution intérieure profonde. Elle prépare à traverser les épreuves avec plus de conscience et à avancer vers une vie plus alignée, plus sereine, plus harmonieuse.

Conflit à soi, conflit aux autres

Au fil de la vie, il est fréquent de traverser des périodes de doute. Ces moments, souvent déstabilisants génèrent des conflits intérieurs, des tiraillements profonds. Des oppositions, des incompréhensions et des reproches qui viennent troubler la paix intérieure et fragiliser les relations.

Lorsque des discordes émergent, les réactions peuvent devenir intenses et difficiles à contenir. Ne pas se sentir compris, avoir le sentiment d'être rejeté ou non reconnu est courant dans ces situations. Dans ces instants, quelque chose se fragilise intérieurement et la relation à soi comme aux autres devient plus sensible.

Attribuer la responsabilité de ce qui est vécu aux autres, aux circonstances ou au hasard est une réaction humaine mais, il s'agit souvent d'une tentative de protection. Cette attitude nous éloigne de notre force intérieure et limite la capacité à transformer ce qui demande à l'être.

Retrouver la paix intérieure commence par un mouvement essentiel ; il s'agit d'accepter de déposer les armes. De relâcher progressivement les ressentiments, les reproches et le sentiment d'injustice pour créer un espace de respiration intérieure. Et c'est dans cet espace, que la colère peut s'apaiser et que le cœur peut s'ouvrir à une compréhension plus juste.

Les véritables sources de mal-être ne se situent pas à l'extérieur mais à l'intérieur de soi sous forme de rancune, de culpabilité ou d'agitation.

Accueillir nos émotions avec douceur sans jugement permet de ne plus en être dominé. Elles deviennent alors des indicateurs précieux pour une meilleure connaissance de soi.

Le chemin de la réconciliation commence toujours par l'apaisement des luttes intérieures. À mesure que cet apaisement s'installe, la bienveillance se développent naturellement et une transformation se reflète dans la relation aux autres.

Voici comment procéder pour favoriser un apaisement :

Inspirez calmement et **répétez** les affirmations suivantes :

- Je choisis de retrouver la sérénité et la tranquillité intérieure.

- Je trouve la force et le courage d'avancer avec plus de douceur envers **moi-même**.

- Je **décide** de me libérer des poids émotionnels, tels que la colère ou la culpabilité.

- Je choisis d'ouvrir mon cœur à la paix.

Ne plus se mentir

Prétendre que tout va bien, refuser la réalité ou laisser les difficultés s'accumuler s'avère souvent plus facile que d'accepter une vérité dérangeante.

Bien souvent, la vérité paraît plus complexe à accueillir qu'un mensonge rassurant. C'est la vision objective des choses qui permet d'avancer. Se mentir revient à construire une bulle autour de soi, qui semble protéger en apparence mais qui isole avant tout. À l'inverse, accepter ce qui fait mal et accueillir une souffrance passagère permet de se remettre en mouvement.

Nul autre que vous ne sait quand ce moment est juste. Une chose demeure cependant certaine ; la vérité est la clé de bien des maux. Toute forme de fuite ou d'évitement ne fait que repousser l'échéance. Le déni entretient les illusions, génère des déceptions et favorise les erreurs avec en plus un impact sur la santé physique et psychique.

En faisant face à ce qui est, à ce qui ne va pas, à ce qui encombre ou crée de la frustration, il devient possible de reprendre la main sur sa vie. Si le désir est de se libérer de chaînes devenues trop lourdes, un travail en profondeur s'impose. Il invite à provoquer un changement réel, à bousculer certaines habitudes et à transformer des comportements d'évitement. C'est ainsi que l'on cesse de se mentir.

Ce pas demande du courage. Il révèle aussi la force de la volonté et soutient le retour à une posture plus juste, plus stable. En respectant ce que vous êtes et ce que vous aspirez à devenir, vous vous replacez au centre de votre vie. Là ou la confiance peut s'installer et l'élan revenir.

Rien n'est inéluctable ni impossible lorsque **l'espérance** et le **courage** sont présents. En cessant de fuir les difficultés, l'écoute intérieure s'affine. Vivre en conscience modifie le quotidien et fortifie l'esprit. Personne ne mène une vie parfaite mais chacun dispose des ressources nécessaires pour avancer.

En vous reliant à votre vérité, vous cessez de subir votre existence. Vous apprenez à la vivre pleinement avec plus de paix et de joie intérieure.

De cette honnêteté intérieure émerge une question essentielle : ***Où en êtes-vous aujourd'hui ?***

Prenez un instant pour ressentir :

- Là où vous ne vous respectez plus tout à fait.
- Ce qui, en vous, demande à être reconnu.
- Ce qui est prêt à changer.

IV. SAVOIR OU J'EN SUIS

Savoir où vous en êtes s'impose souvent dans ces moments où la vie résiste. Lorsque des événements inattendus ou indésirables surviennent, le besoin de comprendre apparaît naturellement. Chercher une cause, donner un sens, tenter d'expliquer ce qui arrive. Mais très vite cette recherche peut se transformer en agitation intérieure. Les pensées s'enchaînent, tournent en boucle et l'énergie s'épuise sans apporter de réponses claires.

Le réflexe du « *pourquoi moi ?* » surgit alors. Il semble légitime, pourtant il enferme peu à peu dans une posture qui fragilise la confiance.

À force de nourrir ce questionnement, l'essentiel se brouille. Il devient alors nécessaire de changer de regard, non pour nier ce qui est vécu, mais pour l'aborder autrement, avec plus de conscience et de présence.

La responsabilisation

La responsabilisation ne consiste ni à se juger, ni à accuser, ni à ressasser le passé. Elle invite simplement à regarder la situation telle qu'elle est ici et maintenant, avec lucidité. Quand l'environnement semble être à l'origine des difficultés, prendre un instant pour observer ce qu'il révèle permet déjà de déplacer le regard.

Derrière chaque inconfort se cache souvent un enseignement discret, mais précieux.

Tant que la responsabilité est attribuée aux autres ou aux circonstances, une part de votre pouvoir vous échappe. Cette posture maintient une forme de dépendance intérieure.

À l'inverse, lorsque votre part est reconnue, quelque chose se réajuste. Vous redevenez acteur de votre vie, capable de mobiliser vos ressources pour transformer ce qui pèse.

Assumer ses choix est un acte de force tranquille. Il ne s'agit pas de tout accepter passivement mais d'accueillir la réalité sans résistance inutile. Dans cet accueil, une détente s'opère. L'énergie circule à nouveau et des possibilités jusque-là invisibles commencent à apparaître.

Peu à peu, il devient évident que le bien-être ne dépend pas uniquement des circonstances extérieures mais de la manière dont vous orientez votre regard et engagez vos actions. Cette posture intérieure soutient l'équilibre émotionnel et permet d'avancer avec plus de stabilité face aux défis de la vie.

Un moment d'introspection

En fin de journée, prendre quelques instants de silence. Revenir doucement sur ce qui a été vécu, sans analyser ni corriger.

Observer les moments où l'équilibre intérieur s'est fragilisé. Accueillir ce qui a été ressenti, puis questionner avec douceur : *Qu'est-ce qui s'est joué en moi à cet instant ? Qu'est-ce que cette situation m'invite à comprendre sur ma manière d'être ?* Ce temps simple marque le début d'un travail intérieur authentique. Il installe plus de présence, de cohérence et de clarté dans la relation à soi

De cette posture naît la capacité de garder le cap et d'avancer.

Tirez le meilleur parti de chaque situation

Chaque situation, même lorsqu'elle paraît complexe ou douloureuse, porte en elle un enseignement. Une leçon peut toujours être perçue, à condition d'accepter de la regarder autrement. Bien souvent, la vie présente des expériences parfois similaires mais sous des formes différentes. Ces répétitions ne sont pas des punitions mais des invitations à comprendre ce qui n'a pas encore été pleinement reconnu.

Chaque défi devient alors une occasion d'apprentissage. Il invite à affiner le regard posé sur soi, sur ses réactions et sur le monde. Cela demande une attitude intérieure faite d'écoute et d'attention ; reconnaître la difficulté sans la nier ni sans s'y enfermer

Qu'il s'agisse d'un échec, d'une déception ou d'une perte, ce qui est traversé participe à une maturation intérieure. Ces expériences ne sont pas là pour abattre, mais pour révéler quelque chose de plus profond. Elles renforcent le discernement, clarifient la compréhension de soi et permettent de dépasser des limites que l'on croyait infranchissables.

Les échecs ne sont jamais des fins en soi. Ils agissent comme des enseignants exigeants, parfois inconfortables mais profondément formateurs. En les accueillant avec conscience, des ressources jusque-là insoupçonnées deviennent accessibles.

Peu à peu, le regard change. Ce qui est vécu ne définit plus la valeur personnelle mais participe à la construction intérieure. Certains freins se relâchent et permettent d'aborder les situations difficiles avec davantage de recul et de sérénité.

Temps de réflexion

Prenez un moment pour vous poser.

• Quelle dimension constructive pouvez-vous reconnaître dans ce que vous vivez aujourd'hui ?

....

....

• Choisissez une situation vécue comme difficile. Décrivez simplement les faits, sans jugement ni émotion.

....

....

• Imaginez ensuite comment vous auriez aimé que cette situation se termine.

....

....

Prenez enfin un temps d'intégration :

• Qu'est-ce que cette expérience vous apprend
sur vous-même, sur vos ressources ou sur votre
manière d'avancer dans la vie ?

....

....

En reconnaissant la valeur de chaque expérience,
quelque chose s'aligne en vous. Un ancrage
s'installe et prépare naturellement l'étape
suivante : ***partir du bon pied*** avec plus de
confiance et de cohérence dans vos choix.

I. PARTIR DU BON PIED

Comment faites-vous le premier pas dans une entreprise ? Comment abordez-vous une nouvelle situation ? Dans quel état d'esprit êtes-vous lors d'un nouveau départ ? Et surtout, avec quelle intention ?

Partir du bon pied, c'est entrer dans le changement avec ouverture et lucidité. Qu'il soit choisi ou imposé, tout passage demande une préparation intérieure. Avant d'agir, un temps de mise au clair s'impose.

Un nouveau travail, une rencontre, un tournant de vie : l'état d'esprit de départ influence la suite. Si les doutes, les peurs ou le manque de confiance prennent trop de place, l'élan se fragilise. Accueillir qui vous êtes, reconnaître vos forces comme vos limites, vous permet d'avancer avec justesse et bienveillance envers vous-même.

Cette démarche n'est pas seulement mentale. Elle est vivante. Elle invite à relâcher les jugements, à alléger les attentes, à accepter que personne ne soit parfait. Une qualité ici peut être perçue autrement ailleurs. Rien n'est figé.

La peur de l'échec, de l'avenir ou du regard des autres s'apaise souvent dès que l'action commence. Agir consciemment clarifie et renforce l'assurance. Il n'est pas nécessaire de tout contrôler ni de prouver quoi que ce soit. Restez centré, aligné avec votre intention.

Que vous commenciez un poste, rendiez service ou entamiez une relation, adoptez une posture juste ; ni sauveur, ni dominant. L'humilité, l'écoute et le recul vous évitent bien des malentendus. La manière dont vous regardez une situation influence la façon dont vous la traversez. Même si tout n'est pas encore clair, un esprit ouvert rend le chemin plus fluide.

Pratiquer l'optimisme devient alors un appui intérieur. Non pas un optimisme naïf mais une disposition qui stimule la créativité et facilite les ajustements nécessaires.

C'est dans cette qualité de présence que naît l'élan juste : avancer avec confiance et disponibilité face à ce qui vient.

Exercice pratique

Prenez quelques instants pour vous poser et respirer calmement. Laissez de côté attentes et projections. Ramenez votre attention à l'instant.

Interrogez-vous :

• *Dans quel état d'esprit ai-je envie d'aborder cette nouvelle expérience ?*

• *Qu'est-ce que je souhaite y apporter de moi ?*

• *Quelle intention peut guider mes pas ?*

Notez vos réponses, puis formulez une phrase simple qui résume votre intention, par exemple : *« J'avance avec confiance et ouverture vers ce qui se présente. »*

Posez ensuite un geste concret, même modeste. L'action ancre l'intention. En fin de journée, relisez votre phrase. Ressentez ce qu'elle a éveillé en vous. Ajustez-la si nécessaire.

Vos objectifs dans la vie

Avant d'entreprendre quoi que ce soit, il est essentiel de clarifier vos objectifs et de savoir ce que vous désirez vraiment atteindre. Quel but poursuivez-vous aujourd'hui ? Savez-vous où vous souhaitez aller sur le plan financier, relationnel, social, professionnel, mais aussi dans votre santé, votre bien-être et votre bonheur ?

Comment avancer si vous ignorez ce que vous voulez réellement ? Et comment l'obtenir sans direction claire ?

Les buts donnent un cap. Ils orientent le mental, soutiennent la concentration et renforcent la détermination.

Prenez le temps de réfléchir à ce qui compte véritablement pour vous. Que souhaitez-vous accomplir à court, moyen et long terme ?

Un objectif clair nourrit la motivation, encourage la persévérance et donne du sens à vos actions. Il transforme l'élan intérieur en mouvement concret.

Se fixer un objectif ne signifie pas tout maîtriser. Cela signifie choisir une direction et s'y engager avec lucidité. Plus votre intention est précise, plus vos décisions deviennent cohérentes.

Pratique personnelle

Prenez un moment pour vous poser et respirer calmement. Imaginez ce que vous souhaitez construire. Notez vos réflexions comme si vous dialoguiez avec vous-même.

• **Quels sont vos véritables buts ?** Écrivez-en trois ou quatre que vous souhaitez atteindre cette année.

....

....

• De quoi avez-vous besoin pour les concrétiser ?

....

....

• Quelles premières actions pouvez-vous entreprendre aujourd'hui pour progresser dans ce sens ?

....

....

• Quels obstacles ont freiné vos réalisations jusqu'à présent ?

....

....

• **Comment aligner vos actions, vos pensées et vos ressources avec vos objectifs ?**

....

....

Ces exercices ne sont pas des devoirs. Ils sont des passages. Ils vous aident à clarifier, à intégrer et à avancer vers vos projets avec plus de conscience et de cohérence.

Détendez-vous

Voici une pratique ancienne de relaxation, issue de la tradition Indienne '*La Respiration du compte*'

1. Fermez les yeux et commencez par respirer lentement par le nez.
2. Veillez à aligner votre dos, votre poitrine et votre cou dans une posture droite et confortable.
3. Inspirez profondément en comptant mentalement jusqu'à quatre.
4. Retenez doucement votre souffle pendant quatre temps.
5. Puis expirez lentement en comptant jusqu'à six, en laissant l'air quitter vos poumons sans effort.

6. Répétez cet exercice autant de fois que nécessaire.

Avec la pratique, le rythme respiratoire s'installe naturellement.

Chaque fois que vous ressentirez le besoin de vous recentrer ou de retrouver le calme, revenez simplement à 'La respiration du compte'.

De nouveaux horizons

Nous arrivons à la fin de vos réflexions. À partir de maintenant, vous choisissez de cultiver la paix et l'harmonie dans tous les aspects de votre vie. Vous ouvrez votre esprit, vous laissez naître de nouvelles intentions, de nouvelles orientations.

Chaque expérience devient une occasion de découvrir un nouveau chant de vie pour vous.

En osant l'aventure et la découverte, vous sortez des sentiers connus. Votre regard intérieur se transforme. Votre créativité s'éveille, votre lumière intérieure rayonne.

Comme au tout début de cet ouvrage, souvenez-
vous ; chaque pas, aussi modeste soit-il, vous
invite à avancer avec confiance.

Conclusion

Je tiens à exprimer ma profonde gratitude envers toutes les personnes qui m'accordent chaque jour leur confiance ainsi qu'à celles et ceux qui m'ont accompagnée dans l'élaboration de ce livre.

Que ces pages soient pour vous un point d'appui discret, au moment juste, pour éclairer vos décisions et nourrir votre élan de vie.
Que bonheur, joie et sérénité éclairent chacun de vos pas.

Bien chaleureusement,
Véronique Sorrentino